AF495833

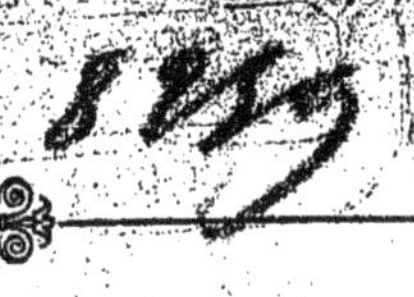

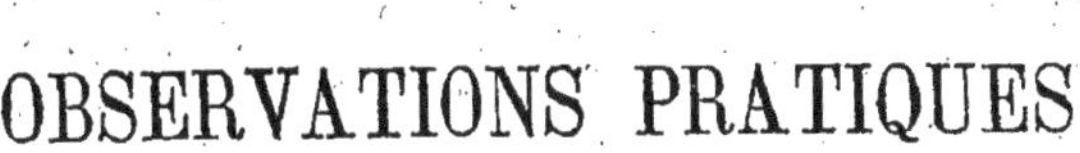

OBSERVATIONS PRATIQUES

SUR LES EFFETS

DES PILULES DE LARTIGUE

CONTRE LA GOUTTE

ET LES RHUMATISMES.

PARIS
GERMER-BAILLIÈRE, LIBRAIRE-ÉDITEUR,
RUE DE L'ÉCOLE-DE-MÉDECINE, 17.

1859

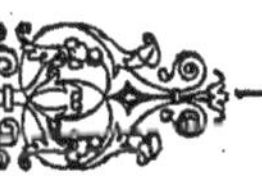

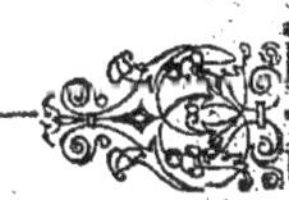

OBSERVATIONS PRATIQUES

SUR LES EFFETS

DES PILULES DE LARTIGUE

CONTRE LA GOUTTE

ET LES RHUMATISMES.

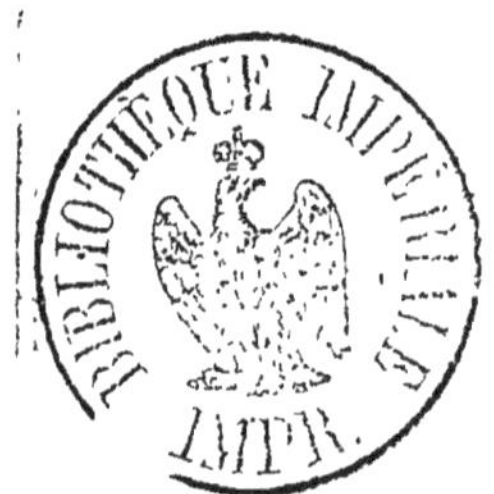

De toutes les préparations médicamenteuses qui, depuis vingt ans, ont été opposées aux affections goutteuses et rhumatismales, et le nombre en est considérable, il en est peu, ou plutôt il n'en est point, dont l'action soit plus efficace et plus sûre que celle des pilules de Lartigue.

Aussi les principaux journaux de médecine leur ont-ils prêté le concours spontané de leur publicité, et les médecins les plus recommandables par leur savoir et leur probité médicale les ont-ils employées et les emploient-ils encore avec la plus entière confiance.

Bien des praticiens cependant ignorent jusqu'à l'existence de ces pilules ou ne connaissent que par *ouï-dire* le mode d'action qu'elles exercent sur les deux maladies qu'elles sont appelées à combattre. C'est que depuis longtemps la presse médicale, qui n'avait plus rien à apprendre à ses lecteurs sur les effets de ce remède, a gardé le silence à son égard, et que, par la volonté formelle de leur auteur, les pilules de Lartigue n'ont jamais été annoncées.

Dans cette situation, nous avons pensé qu'il pouvait être utile d'appeler de nouveau l'attention du corps médical sur l'existence de ces pilules, et de placer sous les yeux des médecins les principales observations qui ont été publiées.

Tel est le but de cette brochure.

LARTIGUE FILS, D. M.

1859

GOUTTE.

Extrait d'une lettre de M. Lartigue à M. le docteur Miquel, rédacteur en chef du Bulletin de Thérapeutique.

J'étais goutteux à l'âge de quarante-cinq ans. Pendant dix ou douze ans, j'avais été sujet, plusieurs fois par an, à des accès intolérables de goutte inflammatoire aux pieds et aux genoux, qui duraient souvent des mois entiers. Ni les traitements les plus méthodiques, ni le régime le mieux observé, n'avaient rien pu sur la maladie. J'avais lu et médité la plupart des auteurs qui, depuis Sydenham, avaient écrit sur la goutte. Je préparai avec soin les divers médicaments qui avaient été tour à tour employés et abandonnés. Je les essayai successivement sur moi-même et en étudiai les effets. Je ne fus point arrêté dans mes expérimentations par des dérangements dans ma santé qui compromirent pendant plus d'un an mon excellente constitution. Je persistai à me soumettre à l'usage des combinaisons thérapeutiques dont j'exécutais les formules, j'en variai les proportions et les composants. C'est dans ces tâtonnements successifs sur ma personne et durant les crises de la maladie, que je parvins enfin à trouver une association de médicaments, à des doses déterminées, qui, fixe dans sa composition et dans ses effets, a terminé depuis lors, en peu d'heures, ou a même prévenu tous mes accès de goutte.

Les succès que j'observais sur moi-même ayant été obtenus sur plusieurs autres goutteux, je désirai qu'il fût fait des expérimentations sur une plus large échelle. Je demandai, à cette intention, à la Société royale de médecine de Bordeaux, dont je suis membre, de faire constater sur d'autres goutteux les effets que j'avais observés et que je portai à sa connaissance. Je mis à la disposition de la Société toutes les pilules dont elle pouvait avoir besoin, et je déposai ma formule cachetée au secrétariat, à la condition qu'elle ne fût ouverte qu'après le rapport de la Commission qui serait nommée. Mon but, dans cette réserve, était de ne pas voir préjuger la question par la connaissance des médicaments qui faisaient la base de ma préparation.

La Société porta peu d'attention au dépôt que j'avais fait dans sa séance générale du 22 août 1836, ce qui me détermina, cinq mois après (20 janvier 1837), à demander la mainlevée de mon paquet, qui me fut remis par M. le secrétaire général.

Plus tard, j'ai trouvé dans le zèle bienveillant de plusieurs honorables médecins de Bordeaux, MM. Bourges, Révolat, Pereyra, Azam, Caussade, Bouché de Vitray, Darroze, à Pontoux (Landes), Lasserre, à Dax, etc., un appui qui m'a été fort utile pour l'administration de ma composition, et qui, tout en confirmant les bons effets obtenus par les expérimentations qui se faisaient dans divers départements, et surtout à Paris, vint enfin me rassurer sur les craintes qui me restaient encore de me faire illusion sur les effets positifs de mes pilules pour le prompt soulagement des douleurs de la goutte et des affections rhumatismales.

F. LARTIGUE, ancien pharmacien,
Membre de l'Académie des sciences, belles-lettres et arts de Bordeaux,
et correspondant de l'Académie royale de médecine de Paris, etc.

Notes de M. Pereyra, médecin de l'hôpital de Bordeaux.

Invité par M. Lartigue à employer les pilules de sa composition dans mon service à l'hôpital Saint-André, et rassuré complétement par les talents et la probité bien connus de ce pharmacien, je n'hésitai pas à en faire les essais qu'il désirait.

Je dois rendre un compte très-sommaire des effets que j'ai obtenus. J'ai les observations prises avec les plus grands détails, mais il me semble peu utile de les rapporter ici.

J'ai donné les pilules de M. Lartigue à huit malades :

Deux atteints de goutte aiguë ;

Trois atteints de rhumatismes articulaires chroniques, avec nodosités dans les articulations des doigts et des orteils ;

Trois atteints de rhumatismes musculaires subaigus et chroniques.

Des deux malades atteints d'une attaque de goutte aiguë, le premier, après avoir été saigné et avoir supporté sans succès deux applications de sangsues sur l'articulation du gros orteil, fut guéri, en peu de jours, par quatre doses des pilules de M. Lartigue.

Le second, chez lequel la goutte n'était pas aussi aiguë, a été soulagé par plusieurs doses des pilules, réitérées à deux jours d'intervalle, et n'a été complétement guéri que par un usage longtemps continué.

Des trois rhumatismes articulaires chroniques, un, qui était vraiment perclus, qui n'avait presque aucun mouvement de ses membres, est sorti de l'hôpital à peu près guéri, après l'usage, prolongé pendant un mois, des pilules.

Le deuxième a été guéri assez promptement.

Chez le troisième, les pilules n'ont eu aucun effet.

Chez les trois malades atteints de rhumatismes musculaires chroniques ou subaigus, le premier, soulagé par l'usage des pilules, n'a pu en continuer l'effet, et a été guéri par les bains de vapeur.

Le deuxième fut guéri assez promptement.

Le troisième, atteint d'un rhumatisme du sterno-mastoïdien, a été guéri en quinze jours par des doses répétées tous les deux jours.

Tous mes malades ont très-bien supporté les pilules ; leur estomac n'en a été nullement fatigué. Après plusieurs tâtonnements, voici la manière de les administrer qui m'a paru la plus convenable.

Je prescrivais deux pilules le soir et deux pilules le lendemain matin pour la première fois.

Cette dose amenait, vers quatre ou cinq heures de l'après-midi, deux ou trois selles, sans coliques ni douleurs.

Deux pilules données le surlendemain soir produisaient le même résultat trente-six ou quarante heures après. — La première dose était donc de quatre pilules, et les suivantes de deux pilules, le soir, de deux jours l'un.

Un seul de mes malades a nécessité, pour la première fois, six pilules.

A une dose plus élevée, j'ai observé des superpurgations suivies pendant quelques jours de diarrhées assez intenses, mais sans coliques.

Chez plusieurs, l'effet sédatif des pilules se faisait sentir avant la purgation ; chez d'autres, il y avait dans la nuit un peu d'inquiétude ; l'amélioration ne survenait qu'après les évacuations.

Quoique j'aie été obligé de continuer chez quelques malades, pendant assez longtemps, l'usage de ces pilules, bien loin d'en être dégoûtés, ils en réclamaient avec instance la continuation.

On doit observer que les essais que j'ai faits à l'hôpital de Bordeaux l'ont été du 1er janvier au 10 avril, temps le moins propre à traiter les maladies que je combattais.

Observation publiée par M. Azam.

Mme ***, âgée d'environ quarante-cinq ans, d'une constitution délicate, mais jouissant d'ailleurs d'une assez bonne santé, éprouvait par intervalles, particulièrement pendant le temps froid et humide, et cela depuis près de six ans, une douleur au gros orteil du pied gauche, avec rougeur et tuméfaction de cette partie. Quelquefois cette douleur, après avoir acquis une assez grande intensité, abandonnait le gros orteil et se portait sur l'articulation tibio-tarsienne du même pied, qu'elle occupait pendant trente ou quarante jours, en diminuant insensiblement et disparaissant enfin, pour se reproduire, deux ou trois mois après, à son siége primitif, au gros orteil.

Au commencement du printemps de l'année 1859, la douleur dont il s'agit se manifesta, pour la première fois, au genou droit, et abandonna, pour ne plus s'y montrer, et le gros orteil et l'articulation du pied ; sa marche et son intensité furent au genou ce qu'elles avaient été au gros orteil ; je veux dire que, même dans ses plus grandes souffrances, la malade fut constamment sans fièvre, et qu'elle ne fut jamais réduite à l'impossibilité absolue de marcher dans l'intérieur de sa maison.

Les liniments calmants ayant été employés sans succès notable, le cyanure de potassium, dans la proportion de 0gr,60 sur 30 grammes d'axonge, en frictions, ayant seulement calmé la douleur, j'eus recours aux pilules de Lartigue.

Deux pilules furent données le 4 janvier dernier, à trois heures du matin, et deux autres à trois heures du soir, sans effet sensible.

Le lendemain 5, la malade prit, aux mêmes heures, le même nombre de pilules; elles provoquèrent plusieurs garde-robes, sans coliques ni dérangements, qui furent suivies d'une diminution notable de la douleur.

Le 6, point de médication, la sécrétion de l'urine paraît être augmentée ; mieux-être de la malade.

Le 7 et le 9, la malade prit, aux mêmes heures, le même nombre de pilules, qui provoquèrent, comme les premières, plusieurs garde-robes sans irritation ni coliques, et la disparition complète de la douleur qui depuis plus d'un an ne s'est pas reproduite.

Faits observés par M. Bouché de Vitray.

Mme veuve Latus, douée d'un tempérament pléthorique, était, depuis quinze ans, atteinte d'une affection rhumatismale qui sévissait à des intervalles plus ou moins éloignés, mais particulièrement sous l'influence d'une atmosphère froide et humide, et d'une prédisposition entretenue par un sang naturellement trop fibrineux, avec la facilité de déplacement propre à cette phlegmasie; les douleurs se mobilisaient fréquemment, et rarement se fixaient sur le siége primitif du mal. Il ne paraît pas que la cessation du flux menstruel ait modifié sensiblement son caractère et sa marche : douleur tensive avec tiraillement, alternative de rémission et de paroxysme, sensation plus douloureuse au moindre contact, à la plus petite contraction musculaire, fièvre, brusque transition d'un siége à l'autre, gonflement des parties affectées ; tels sont les phénomènes qui ont signalé cette maladie dans ses différentes apparitions. Les saignées générales et locales, les purgations, les embrocations adoucissantes et puis stimulantes, composèrent la série des principaux agents thérapeutiques dirigés contre elle.

L'hiver passé, les conditions accoutumées ayant amené une nouvelle explosion du mal, les douleurs eurent pour siéges consécutifs les muscles des épaules, ceux du bras, et l'articulation radio-carpienne des deux côtés. Mme Latus, fatiguée du traitement rationnel, fut mise à l'usage des pilules composées par M. Lartigue.

Elle prit huit pilules en vingt-quatre heures, divisées par doses de deux pilules de huit heures en huit heures. Les deux premières n'amenèrent aucun changement notable, les deux suivantes produisirent un mieux sensible, et l'ingestion des six autres fut suivie de la disparition à peu près complète des douleurs, et de la résolution presque subite du gonflement produit par le rhumatisme.

Le malade avait eu, sans fatigue, douze ou quinze garde-robes accompagnées d'une abondante transpiration ; mais l'augmentation de la sécrétion urinaire, annoncée comme un des effets du remède, fit défaut en cette circonstance.

Depuis, Mme Latus n'a éprouvé aucune de ces récidives qu'amenaient presque toujours les modifications atmosphériques.

Observations de M. Miquel, rédacteur en chef du Bulletin de Thérapeutique.

M. Auguste Delacron, peintre, âgé de trente-six ans, est atteint depuis huit ans de la goutte ; chaque année il a eu deux ou trois accès qui l'ont retenu plusieurs semaines chaque fois au lit. L'an passé, une attaque plus violente l'a cloué quatre mois entiers dans son fauteuil. Dans les derniers jours d'octobre 1839, il est pris de nouveau de la goutte au pied gauche, et tout annonce que cette atteinte est sérieuse. Depuis cinq jours il éprouvait des douleurs atroces, frissons, nausées fréquentes, céphalalgie, fièvre, agitation extrême ; nuits sans sommeil, gonflement avec rougeur foncée de l'articulation tibio-tarsienne et des orteils, gonflement, rougeur et douleur au genou gauche, douleurs lombaires. A midi, il prend deux pilules de Lartigue; à six heures, deux autres pilules; aucun effet apparent; seulement le frisson, qui revenait à neuf heures, manque. A minuit, deux autres pilules; il urine abondamment et remplit en quatre fois son vase de nuit. A quatre heures, une sueur copieuse et épaisse se développe, les douleurs du pied et du genou diminuent sensiblement; mieux-être très-prononcé. A six heures du matin, deux autres pilules. Entre neuf et dix heures, une première garde-robe considérable sans coliques; les garde-robes se renouvellent d'heure en heure et arrivent au nombre de dix ou onze dans la journée, sans fatigues et sans coliques. Toute douleur du pied a disparu, il n'y a que de la roideur; le malade peut se lever pour vaquer à ses besoins et rester une heure dans son fauteuil pendant qu'on fait son lit. La nuit suivante est excellente, il se tourne et se retourne avec facilité. Le lendemain, il ne prend que quatre pilules, et a encore huit garde-robes, des sueurs et des urines abondantes. Il passe une partie de l'après-midi au coin du feu, le pied à terre. Enfin, le second jour, à midi, il fait près d'une lieue à pied, avec le seul secours d'une canne, pour venir chez moi. Il n'y a plus ni sensibilité ni douleur au cou-de-pied; il n'y a qu'un peu de gonflement.

Le frère de l'évêque de Versailles, M. Henri de B***, a été guéri, avec six pilules, de douleurs de goutte atroces, qui duraient depuis trois jours, mais qui étaient surtout intolérables depuis huit heures. A quatre heures de l'après-midi, il prend deux pilules; à dix heures, deux autres; il continue à pousser des cris jusqu'à minuit. Alors, tout à coup, ses douleurs se calment, et la nuit est excellente. Il a peu de sommeil, à cause des besoins fréquents d'uriner qu'il éprouve et de la transpiration abondante qui le baigne; mais il ne souffre plus. Le lendemain, à midi, M. de B*** marchait facilement et sans douleur dans son appartement; il n'y a pas eu de récidive les jours suivants. Ce malade n'a eu que peu de garde-robes, quoiqu'il ait continué encore quatre jours les pilules à faible dose.

Nous avons essayé, dans les douleurs de goutte, une infinité de moyens, et nous n'en avons trouvé aucun ni aussi avantageux, ni aussi rapide dans ses effets. Il va sans dire qu'il ne s'agit ici, par l'emploi de cette préparation, que d'arrêter les accès de la goutte et de faire disparaître les douleurs: quant à guérir la maladie elle-même, il n'en est pas question. La goutte est une affection générale, à levain héréditaire transmissible, qui n'existe pas seulement au point où les douleurs surviennent: elle imprègne toute la constitution. C'est beaucoup toutefois d'avoir un moyen qui peut, en ouvrant des émonctoires immédiats à la cause morbide qui s'est localisée, faire disparaître les doueurs atroces qu'elle détermine.

MIQUEL.

(*Bulletin de Thérapeutique*, 15 et 30 mars 1840.)

Résultats obtenus par M. Révolat, médecin en chef des armées.

M. C. de L***, payeur de la Gironde, sujet à la goutte depuis plusieurs années, en éprouva un fort long et violent accès, à Paris, à l'entrée du printemps de l'année dernière. Un très-habile médecin, M. le docteur Double, lui prodiguant ses conseils, et reconnaissant l'insuffisance des moyens thérapeutiques ordinaires, lui conseilla l'usage des pilules de Lartigue. Le succès ayant répondu à l'attente du médecin et du malade, celui-ci résolut de recourir uniquement à ce médicament, en cas de récidive à l'avenir. Plusieurs mois après, en effet, à Bordeaux, vers la fin de juillet, la goutte se manifesta à un pied, et presque incontinent à l'autre. Cet incident même était, dans ce moment, d'autant plus fâcheux et contrariant, que le malade devait se mettre en route le jour suivant. Le repos et l'emploi de deux pilules le matin et une le soir, pendant trois jours, atténuèrent et dissipèrent les douleurs arthritiques, et lui permirent de ne pas différer plus longtemps son voyage. Depuis lors, il n'a plus eu d'autres rechutes, en s'opposant par intervalles, à l'aide d'une ou deux pilules, à la constipation, contre laquelle il se tient toujours en garde.

M. J. M***, un de mes parents, d'un âge assez avancé, sujet à une affection goutteuse, se trouvait momentanément à Paris, en novembre dernier. Un violent accès de goutte y prolongea forcément son séjour. A peine convalescent, il songea à son retour ; mais la fatigue inséparable du voyage et le mauvais temps entretinrent des douleurs vagues et articulaires avec insomnie, anorexie, constipation, etc.; les douleurs ont disparu, le sommeil et l'appétit sont revenus, l'excrétion alvine s'est rétablie par l'emploi ménagé d'une vingtaine de pilules de Lartigue pendant quatre jours.

Cas observé par M. Bourges, médecin de l'hôpital de Bordeaux.

Un de mes malades, atteint d'une goutte vague, dont les suites avaient présenté des accidents subapoplectiques, a été promptement soulagé d'une vive attaque, portée sur le genou gauche, par l'administration de deux pilules antigoutteuses de M. Lartigue. La même personne prévient de semblables accidents en prenant, de temps en temps, deux, quatre ou six de ces pilules, suivant les circonstances.

BOURGES, médecin de l'hôpital Saint-André.
(*Bulletin de Thérapeutique*, 15 et 30 avril 1840.)

Extrait d'un article publié par le docteur Amédée Latour, dans la Gazette des médecins praticiens.

M. Solb***, ingénieur en chef des mines royales de Villefort et de Vialas (Lozère), âgé de quarante et un ans, est goutteux depuis l'âge de vingt-deux ans. Les crises, qui ont pris une intensité toujours croissante, reviennent, depuis quelques années, deux ou trois fois par an. Elles se prolongent souvent au delà d'un mois, et laissent ensuite, selon la saison, un engourdissement et une faiblesse plus ou moins prolongés dans les membres atteints.

Etant dernièrement à Paris, M. Solb*** est pris d'un accès de goutte très-violent. L'articulation du genou droit est rouge, gonflée, ainsi que le gros orteil du même côté : douleurs atroces, fièvre, insomnie, etc. Nous lui conseillons l'usage des pilules de Lartigue : deux sont administrées le soir vers six heures, et suffisent pour amener dans la nuit trois selles copieuses et une transpiration abondante; il prend le matin deux autres pilules qui entretiennent l'effet produit. Dès ce moment, les douleurs commencent à disparaître; les articulations deviennent plus libres; un bien-être général succède à l'état de souffrance; un sommeil de quelques heures termine l'accès, et, contre son attente, au bout de dix-huit heures de traitement, M. Solb*** peut se lever et marcher. Le second jour, il peut continuer de vaquer à ses affaires dans les rues de Paris.

M. H. du Poss***, colonel en retraite, rue Jacob, âgé de soixante et un ans, a fait vingt-quatre campagnes; il est atteint depuis quelques années de douleurs goutteuses et rhumatismales, envahissant tantôt les articulations, tantôt les muscles pectoraux, etc. Attribuant cet état à sa vie passée, aux nombreuses blessures qu'il a reçues, et particulièrement à une balle qu'il porte, depuis l'âge de quarante-quatre ans, dans les muscles voisins de l'omoplate gauche, M. H. du Poss*** n'a eu recours qu'à de simples calmants.

Mais au commencement de cette année, les douleurs prirent un caractère plus aigu : la constipation à laquelle le malade est sujet devint opiniâtre; les urines, devenues plus rares, se montrèrent plus foncées, déposant un sédiment rouge et graveleux, et produisant par leur passage une légère irritation du canal de l'urètre. Les orteils devinrent, l'un après l'autre, très-douloureux, néanmoins sans rougeur trop prononcée. Un gonflement se manifesta à la malléole interne gauche; sans être tout à fait impossible, la marche était du moins très-douloureuse. Le 15 mars, M. H. du Poss*** fut mis à l'usage des pilules de Lartigue. Il en prit quatre en deux fois, les doses à six heures d'intervalle l'une de l'autre ; il monta en voiture pour se rendre à Argenteuil, où ses affaires l'appelaient : il déjeuna et dîna mieux que de coutume, revint à Paris le soir, et dut s'arrêter plusieurs fois en route pour satisfaire le besoin d'uriner. La nuit fut plus calme que les précédentes : le besoin d'uriner interrompit fréquemment le sommeil du malade, qui trouva le matin, à son grand étonnement, son vase de nuit presque rempli d'une urine limpide, légèrement colorée et sans dépôt. Il prit, en se levant, une nouvelle pilule, et continua pendant quatre jours encore ce traitement, ce qui porta à huit la dose des pilules prises en cinq jours. Pendant ce temps, quelques selles survinrent, la liberté du ventre s'établit ; les urines continuèrent à être abondantes et claires, la démangeaison du canal de l'urètre disparut, les douleurs des orteils se dissipèrent. M. H. du Poss*** n'a plus éprouvé que quelques vagues douleurs dues aux brusques changements de la température. Il continue, à la moindre recrudescence du mal, à prendre des pilules, et il s'en trouve à merveille.

M. P. de Saint-André, rue du Bac, est sujet depuis plusieurs années à des attaques de goutte, qui le retiennent quinze jours et trois semaines dans sa chambre, ne lui permettant le libre usage de ses membres qu'un mois et demi ou deux mois après.

Une attaque se manifeste vers la fin du mois dernier : elle se présente avec les caractères des attaques précédentes. Tout présage qu'elle aura la même durée : le jeudi soir la goutte est fixée au pied gauche, le gros orteil offre une rougeur très-prononcée, un gonflement considérable, une extrême sensibilité. Dans la nuit, le malade est réveillé par les douleurs qui deviennent de plus en plus intenses. Le vendredi matin, elles sont atroces, et le malade ne peut plus poser le pied à terre. Il commence l'usage des pilules de M. Lartigue : redoutant l'action trop énergique de ce médicament qu'il ne connaît pas, il n'en prend qu'une d'abord : elle est sans effet, et les douleurs persistent tout le jour. Deux nouvelles pilules sont prises le soir.

Le malade, qui a passé la journée dans un fauteuil, se couche peu après leur administration : les douleurs s'apaisent ; le malade s'endort, son sommeil est assez paisible ; à son réveil, la sensibilité est considérablement diminuée. Quelques instants après, une évacuation abondante a lieu : elle ne se renouvelle pas dans toute la journée du samedi, pendant laquelle M. P. de Saint-André a pris encore deux pilules, l'une le matin, l'autre le soir. La douleur disparaît, le gonflement existe à peine. Le dimanche matin, le malade prend une sixième pilule : il a deux évacuations dans la journée, et se trouve si bien qu'il ne croit pas nécessaire de recourir le soir à l'administration d'une septième pilule. Le lundi, en effet, toute trace de gonflement et de sensibilité a disparu, et M. P. de Saint-André reprend ses habitudes ordinaires.

AMÉDÉE LATOUR.

(*Gazette des médecins praticiens*, 4 juin 1840.)

Réflexions et observations de M. le docteur Fuster.

On a dit avec raison que la profusion des remèdes est le signe infaillible de l'incurabilité d'une maladie; ce principe s'applique malheureusement à beaucoup d'affections graves qui font encore le désespoir de la médecine pratique. La goutte surtout, cette maladie si commune, la plus cruelle peut-être, et certainement la plus opiniâtre, la goutte justifie jusqu'à ce jour la vérité de ce principe. Qui ne sait par combien de moyens on a prétendu la guérir; mais qui ne sait aussi combien ont été vaines ces promesses de guérison?

Cependant la goutte, non plus que les autres maladies spécifiques, paraît peu faite pour se soustraire à tout jamais aux ressources de la médecine. Le remède à ce mal existe, car la nature ne nous envoie guère de maladies, sans nous suggérer tôt ou tard les meilleurs moyens de les détruire. Nous l'avons vu successivement pour la syphilis, pour les fièvres d'accès, pour les scrofules, pour la gale. La véritable difficulté consiste précisément dans la découverte de l'antiarthritique. Eh bien, cette découverte, M. Lartigue pourrait presque la revendiquer aujourd'hui en faveur de ses pilules antigoutteuses.

M. Charles S***, âgé de cinquante ans, d'une constitution lymphatico-bilieuse, a fait les guerres de l'Empire au nord et au midi de l'Europe.

Ce sujet a communément deux accès par an de goutte aiguë régulière, siégeant sur les deux premières articulations métatarso-phalangiennes des deux pieds. L'un de ces accès est plus fort que l'autre. Le plus fort a lieu à l'approche de l'équinoxe du printemps, quelquefois un peu plus tard, et dure d'un mois et demi à deux mois, sans que le malade puisse marcher; le second accès est à peine marqué.

Le médecin a conseillé les pilules de Lartigue à l'instant de l'imminence d'un fort accès de goutte, et l'emploi de ces pilules a parfaitement enrayé cet accès. Depuis, le malade va très-bien, et il a déclaré n'avoir jamais obtenu le même effet de toutes les drogues qu'on lui a si souvent fait prendre dans les pays qu'il a successivement habités.

Cette observation offre l'exemple d'une crise violente de goutte réprimée avant sa manifestation. Les faits de cette espèce, assez nombreux parmi les observations sur l'emploi des pilules de Lartigue, établissent donc que les pilules dont il s'agit peuvent prévenir les accès de goutte.

M. R***, entrepreneur de travaux publics, est sujet à la goutte depuis quatre ans environ. Sur le point de faire un voyage, au mois de janvier dernier, sa place retenue à la diligence, M. R*** est pris d'une violente attaque de goutte au pied gauche. Deux pilules de Lartigue procurent d'abondantes garde-robes. Aussitôt après, les douleurs cessent, le mouvement du pied se rétablit, et deux jours après le malade se met en route et vaque à ses affaires sans ressentir laplus petite douleur.

Ici il s'agit d'un accès de goutte commençant, et l'on voit que deux pilules suffisent pour en délivrer complétement le patient. Ce nouvel ordre de faits prouve que les pilules de Lartigue peuvent enlever les accès de goutte dès les premiers instants de leur explosion.

M. C***, ancien chef de bataillon en retraite, d'une forte constitution, est sujet à des accès de goutte qui se renouvellent assez habituellement au printemps et en automne, affectant tantôt les genoux, tantôt les orteils.

Au mois de février dernier, M. C*** est pris tout à coup d'une douleur atroce à l'épaule et au bras droit, avec gonflement et rougeur de la main, qui rend impossible le plus léger mouvement. Pendant deux nuits de suite les douleurs sont si vives, qu'il est impossible au malade de goûter le moindre repos. Deux pilules sont administrées à deux heures de l'après-midi; deux autres à dix heures du soir. Jusque-là pas d'effet sensible; mais vers minuit les douleurs se calment, et un sommeil de six heures, suivi au réveil d'une selle copieuse, répare les forces de M. C***, et rend un peu plus faciles les mouvements du bras et de la main.

Deux nouvelles pilules sont prises à huit heures du matin ; cinq garde-robes sans coliques ont lieu dans la journée. Dès le lendemain, M. C*** se trouve tout à fait rétabli.

Le cas de goutte de M. C*** s'écarte déjà des faits de goutte régulière et rentre dans ceux de goutte anomale; c'est peut-être à cette cause qu'on doit attribuer le besoin de réitérer l'usage des pilules de Lartigue avant d'en obtenir un bon effet assez apparent. Un autre phénomène digne de remarque, c'est que la première prise des pilules a été suivie presque immédiatement d'un calme sensible, quoiqu'elle n'eût amené ni garde-robe ni aucune évacuation apparente. Cependant des garde-robes abondantes se sont déclarées à la suite de leur continuation, ce qui a produit, dès le lendemain, la disparition complète des phénomènes goutteux des jours précédents.

Les trois exemples cités offrent des faits de goutte imminente, de goutte au commencement de la crise et de goutte anomale qui durait déjà depuis deux jours. Malgré la diversité de ces cas, les pilules de Lartigue ont opéré tout aussi efficacement; seulement le même effet a été obtenu par des prises différentes du médicament.

Mme B***, soixante-quatre ans, était atteinte depuis quinze ou vingt ans d'une douleur sciatique permanente, qui faisait place quelquefois à une douleur aiguë du genou, du tarse ou des orteils de l'un ou de l'autre membre, accompagnée de tension, de rougeur, de gonflement et de l'appareil ordinaire des inflammations goutteuses. Mme B*** avait eu recours, dans ce long intervalle, à toutes les pratiques rationnelles, voire même à tous les traitements conseillés par les bonnes femmes. Aucun moyen n'avait réussi à la débarrasser de cette affection. A Paris depuis cinq ou six mois seulement, l'humidité habituelle du climat et ses grandes vicissitudes avaient exaspéré sa sciatique, et reproduit presque tous les trois mois sa crise goutteuse sur les membres pelviens. Les traitements qu'elle a subis sous notre direction ne réussissaient pas mieux que ceux qu'elle avait suivis dans d'autres lieux et par les conseils d'autres médecins. Nous l'avons soumise, il y a quinze jours environ, à l'usage des pilules de Lartigue; elle était à cette époque dans un de ses accès de goutte aux pieds, souffrant cruellement depuis six jours et gardant un repos forcé. Deux pilules furent administrées à six heures du matin, sans aucun effet apparent; deux nouvelles pilules, prises à midi, n'opérèrent pas plus efficacement. Une troisième dose de deux pilules fut prescrite à six heures du soir; deux heures après, des garde robes réitérées, accompagnées de coliques et de défaillance, nous avertirent que le médicament agissait avec trop d'énergie. Des compresses émollientes sur le ventre, et, ce moyen simple n'étant pas suffisant, un seul quart de lavement avec la décoction de graines de lin, calma les coliques, modéra les garde-robes, et provoqua une sueur générale copieuse suivie d'un sommeil tranquille, après lequel l'inflammation locale avait disparu presque entièrement. La sueur générale se soutint le lendemain; il y eut encore, ce jour-là, deux garde-robes liquides sans coliques. Nous observâmes les mêmes phénomènes le lendemain. Sous leur influence, la fluxion goutteuse du pied acheva de se dissiper, et la douleur sciatique, qui ne manquait jamais de renaître à la disparition de cette fluxion, n'a pas encore reparu, quoique la malade se soit exposée depuis aux variations atmosphériques de ces derniers temps.

M. J. C***, âgé de cinquante-huit ans, éprouve plusieurs fois dans l'année des douleurs cruelles dans la région épigastrique, précédées de vertiges, de céphalalgie et d'oppression. Deux ou trois jours après ces symptômes, le pied et le genou deviennent le siége d'une fluxion qui retient M. J. C*** au lit pendant douze ou quinze jours au moins. Les pilules de Lartigue ont été administrées chez ce sujet à l'apparition de la fluxion goutteuse sur les jambes; nous n'avons pas osé les prescrire au moment où la goutte glisse, pour ainsi dire, de la tête à la poitrine, et de la poitrine à la région gastrique. Grâce à leur administration, des garde-robes se sont déclarées à la suite de la quatrième pilule et ont fait évanouir, peu d'heures après, l'appareil inflammatoire des membres pelviens, de manière à permettre au patient de se promener assez lestement dès le lendemain.

Les faits qui précèdent, et ceux beaucoup plus nombreux recueillis déjà depuis quelque temps, ne permettent plus de douter que les pilules de Lartigue ne remplissent parfaitement l'indication la plus urgente dans le cas de goutte, savoir : d'enrayer, de calmer ou de guérir les accès. Mais ces pilules guérissent-elles la goutte et l'empêchent-elles de se reproduire, comme le fait, par exemple, le quinquina à l'égard de la fièvre périodique? On peut l'espérer sans doute; cependant les faits observés jusqu'ici n'autorisent pas encore cette conclusion : ce qu'ils établissent, et c'est déjà un résultat assez brillant, c'est qu'il y a peu de crises de goutte qui ne trouvent dans l'usage de ces pilules un remède très-efficace et très-prompt.

FUSTER, professeur à la Faculté de Montpellier.

(*Gazette des Hôpitaux*, 30 juillet et 1er août 1840.)

Observations de M. le docteur Foissac.

M. le marquis de Ban***, âgé de cinquante-cinq ans, est de taille moyenne, d'un embonpoint assez considérable; la face est colorée, la peau blanche et fine. Il eut une première attaque de goutte à l'âge de vingt-cinq ans; il devint ensuite fort sujet à cette maladie, qui se portait ordinairement au gros orteil de l'un ou de l'autre pied, et quelquefois aux genoux. Les accès sont douloureux et longs, lorsque la goutte attaque cette dernière région. Plusieurs traitements ont été essayés pendant les accès, mais ils n'ont jamais paru avoir de l'influence sur leur durée et leur intensité. Enfin M. de B*** a fini par ne rien faire : il se contentait de prendre une boisson adoucissante, et d'envelopper la partie affectée de goutte de flanelle et de taffetas gommé. En 1833, M. de B*** a eu la pierre, dont il a été délivré par M. Pasquier fils, au moyen de la lithotritie. Le calcul était surtout formé d'acique urique ; les urines charrient souvent du sable rouge. M. de B*** habite ordinairement la campagne, il se nourrit bien, ne commet jamais d'excès et prend beaucoup d'exercice. Il était à Paris depuis un mois, lorsqu'il fut pris, le 10 janvier, d'une douleur au coude du bras gauche, suivie de gonflement et de rougeur. Peu après, les deux pieds furent successivement entrepris. Le genou droit devint douloureux le 15 janvier ; le 19, il avait acquis un volume presque double du gauche. La peau était luisante, la sensibilité vive, la douleur interne rongeante ; tout mouvement impossible. Sueur abondante, surtout la nuit ; absence de sommeil ; les urines sont claires et abondantes ; le pouls donne 96 pulsations. Appelé dans la journée du 19, je prescris les pilules de Lartigue ; M. de B*** en prend deux à trois heures, deux à six, deux autres à dix. Dans la soirée et la nuit engourdissement de tout le membre inférieur droit, quelques heures de sommeil, moins de sueurs ; urines plus copieuses. Le 20, le gonflement du genou est diminué d'un cinquième environ ; deux pilules à onze heures ; deux potages. A quatre heures, selle abondante, liquide, brune. Le 21, à cinq heures du matin, nouvelle selle. Le repos de la nuit a été plus long ; absence de douleurs aux pieds, et presque au genou. Peu de sueur, urines troubles ; pouls à 84 pulsations. Trois pilules dans la journée. Le 22, diminution marquée du gonflement, absence des douleurs, mouvements assez faciles de flexion et d'extension du genou. Selle liquide ; acide urique abondant dans les urines ; alimentation plus substantielle ; M. de B*** fait quelques pas dans sa chambre. Trois pilules. Le 23, mêmes symptômes, avec progrès d'amélioration sensible. Le 24, quatre selles ; suspension des pilules. Le 25 janvier et les jours suivants, par un froid rigoureux, le malade sort et marche plusieurs heures sans inconvénient et sans rechute. M. le marquis de B*** estime que sans les pilules de Lartigue il aurait gardé le lit de cinq à six semaines. Il m'écrit, le 12 mai, qu'il n'a point cessé de ressentir les bons effets de son traitement, et que, depuis, sa santé a été parfaite. Il ajoute que plusieurs de ses amis, à qui il avait recommandé les pilules de Lartigue, lui écrivaient de Paris pour le remercier de leur avoir indiqué un remède aussi salutaire.

M. M***, âgé de soixante ans, d'une constitution pléthorique et vigoureuse, a éprouvé à de longs intervalles des accès de goutte tantôt à un pied, tantôt à l'autre. Ces attaques sont devenues plus fréquentes depuis qu'il a quitté les habitudes d'une vie laborieuse, sans rien retrancher d'une nourriture abondante et choisie. L'hiver dernier, la douleur goutteuse ne quittait presque pas le pied droit; les soulagements étaient courts et insignifiants. Le 4 janvier 1841, je fis prendre huit pilules de Lartigue, deux à la fois, séparées par quatre ou cinq heures d'intervalle. Nourriture légère, sommeil profond la nuit; dans la matinée du 5, les douleurs et le gonflement ont disparu; promenade à pied. Dans la soirée, trois selles abondantes. Quinze jours plus tard, nouvel accès: mêmes pilules employées avec un succès aussi prompt et aussi décisif. Dans le mois de mars, troisième attaque: même remède suivi du résultat le plus satisfaisant. Depuis, la guérison s'est maintenue.

M. T***, âgé de trente-quatre ans, fort et sanguin, vivant dans l'aisance et le repos, a éprouvé cinq ou six attaques de goutte. A la dernière, en 1838, après plusieurs jours de souffrance, il recourut au sirop de Boubée, qui le soulagea, mais en déterminant une vive irritation intestinale d'assez longue durée. Repris de la goutte dans le mois de mars 1841, il avait un gonflement fort douloureux du pouce du pied gauche, qui le tenait à la chambre depuis cinq jours. Le 9, d'après ma prescription, il prit deux pilules à trois heures, deux à cinq, deux à dix heures. Le lendemain, M. T*** pouvait mettre des bottes étroites, et faire une longue course dans Paris. Il s'étonnait de n'avoir éprouvé de ses pilules d'autre effet que la guérison; mais dans la nuit du 11, il fut purgé avec quelques coliques, qui ne reparurent plus le lendemain. Il n'a pas eu de récidive.

Dans l'été de 1835, M. le vicomte de C*** a éprouvé une attaque de goutte caractérisée au pied gauche. Depuis, il a été soulagé de divers accidents névralgiques par les eaux de Tœplitz, et par le traitement de M. Turk. Au mois de février 1841, atteint d'une grande constriction à l'épigastre, d'un gonflement de la lèvre supérieure, et d'un sentiment de plénitude aux pieds et aux mains, que j'avais toujours considérés comme une attaque de goutte anomale, je fis prendre six pilules de Lartigue. Le lendemain il y eut un soulagement notable. Le malade éprouva les effets d'un purgatif doux, et rentra immédiatement dans les habitudes de sa santé ordinaire.

FOISSAC.

(*Bulletin de Thérapeutique.*)

Considérations générales sur le mode d'action des pilules de Lartigue.

Nous n'avons rien dit jusqu'ici des pilules antiarthritiques de Lartigue, parce que, comme le savent très-bien les lecteurs de l'*Esculape*, il n'est pas dans nos habitudes de nous trop presser de parler des nouveaux médicaments, et que nous ne nous décidons à en faire mention que lorsque le temps et une certaine expérience leur ont attiré à juste titre la considération des praticiens. Telles sont, si nous sommes bien renseigné, et si nous en croyons aussi nos propres expérimentations, les conditions actuelles de la préparation antigoutteuse, connue sous le nom de *pilules antiarthritiques de Lartigue.*

Ce médicament est spécialement employé dans le traitement de la goutte et des affections arthritiques appelées vulgairement rhumatismes goutteux ou goutte rhumatismale. Aucun praticien n'ignore combien ces affections étaient rebelles jusqu'à présent aux ressources thérapeutiques ordinaires, combien elles étaient désespérantes par leur opiniâtreté et par leurs douleurs, combien enfin elles étaient menaçantes lorsque par elles-mêmes ou par quelques fâcheuses circonstances elles envahissaient les organes essentiels ou les cavités centrales. Les pilules en question tendent à guérir cette grave affection, en l'usant en quelque sorte dans chacune de ses attaques, et peut-être encore par une vertu directement spécifique. Quoi qu'il en soit de leur mode d'action, toujours est-il qu'elles sont devenues désormais entre les mains des gens de l'art l'arme la plus efficace, soit pour obtenir un prompt soulagement à l'instant même des attaques, soit pour éloigner les attaques, soit enfin pour en affranchir les malades indéfiniment. Ainsi s'explique la vogue qu'elles reçoivent et l'usage que ne cessent d'en faire, à Paris et dans la province, les praticiens le plus en réputation.

Mais pour être efficaces, disons mieux, pour ne pas produire des inconvénients, les pilules de Lartigue doivent être employées dans des conditions particulières dont le médecin seul peut apprécier l'opportunité ou déterminer l'opposition. M. Lartigue a senti de bonne heure la nécessité de cette intervention, car il a décidé que ses pilules ne seraient jamais administrées sans une ordonnance de médecin. Et, en effet, nous avons eu plusieurs fois la preuve de la convenance d'une semblable mesure. Des malades qui avaient pris d'eux-mêmes, et sans en référer aux avis des gens de l'art, des pilules de Lartigue, les uns ont éprouvé des superpurgations, les autres, au contraire, n'en ont reçu aucune espèce d'amélioration. Il serait injuste d'imputer au remède des conséquences qui ne doivent revenir qu'au mode vicieux de son administration. Les pilules de Lartigue ne sont nullement nuisibles, quand on y a recours avec les précautions convenables et en temps opportun. Loin de là, les nombreux médecins qui les administrent journellement fournissent des preuves irréfragables qu'elles représentent la substance médicamenteuse la plus appropriée aux caractères protéiformes de la goutte et du rhumatisme. Notre expérience personnelle se trouve d'accord avec le sentiment unanime des médecins qui les ont employées. Maintes fois nous en avons appelé à l'action de ces pilules contre des attaques de goutte régulière, contre des métastases goutteuses, contre des rhumatismes goutteux généraux ou partiels, et toujours nous en avons retiré des avantages prompts et sûrs, que nous avions demandés en vain, dans des circonstances analogues, à l'immense arsenal des agents thérapeutiques préconisés pour ces affections.

L'excellence de la préparation de Lartigue bien constatée par ces témoignages authentiques, voyons maintenant quelles sont les indications et les contre-indications de son usage, et de quelle manière il faut procéder à son administration.

La goutte se compose, comme on sait, d'une période d'intermittence et d'une série de crises ou d'exaspérations qui constituent ce qu'on appelle vulgairement une attaque de goutte. Les attaques de goutte, d'abord plus ou moins éloignées, se rapprochent de plus en plus et finissent par clouer les malades pendant six ou huit mois de l'année dans leur lit ou sur leur fauteuil. Ce n'est pas tout, à mesure que les attaques se rapprochent la goutte tend à devenir anomale, c'est-à-dire qu'au lieu de s'établir aux extrémités pelviennes et d'accomplir là les nombreuses scènes du tableau d'une attaque, elle fait irruption dans les centres organiques, et détermine, suivant la cavité qu'elle affecte, ici des coliques violentes et l'appareil symptomatique d'un choléra ou d'un iléus, là une suffocation et des spasmes des organes thoraciques, simulant tantôt l'asthme, tantôt un anévrisme du cœur ou des gros vaisseaux, tantôt une angine de poitrine, ailleurs une somnolence invincible, un coma ou une apoplexie. Nous n'avons pas besoin de faire remarquer tous les dangers de semblables métastases; les médecins savent que c'est par ces gouttes anomales que périssent en général les goutteux.

Les pilules de Lartigue enrayent les attaques de goutte régulière, préviennent ces terribles métastases et rappellent à l'état normal la goutte déviée.

Dans les attaques régulières, lorsque la cavité digestive est intacte, six ou huit pilules, administrées deux à deux, à des distances convenables, apaisent en quelques heures les douleurs les plus cruelles, dissipent le gonflement des pieds, résolvent l'appareil inflammatoire et rétablissent la liberté des mouvements des membres. Nous avons vu plus d'une fois des malades de cette espèce qui étaient jadis retenus jusqu'à deux et trois mois dans une immobilité plus ou moins complète par leurs attaques de goutte au pied ; nous avons vu, disons-nous, plusieurs de ces malades se relever et reprendre leurs exercices de la veille au lendemain, sous l'influence de ces pilules. L'intensité des symptômes phlogistiques n'offre pas une contre-indication à leur usage ; au contraire, l'expérience atteste qu'elles ne réussissent jamais plus complètement que dans les attaques de goutte inflammatoire. On les fait prendre une à une ou deux à deux, suivant la susceptibilité gastrique des sujets, de quatre en quatre ou de six en six heures. Les premières doses calment ordinairement les douleurs au bout de cinq à six heures ; mais le calme manque rarement d'arriver dans l'espace de vingt-quatre heures. Nous ferons à cet égard une remarque essentielle : c'est qu'il importe de ne pas se borner à user de ces pilules jusqu'à l'apparition de la rémission. Souvent, quand on les interrompt à cet instant, les symptômes renaissent deux ou trois jours après et replongent les malades dans la même situation. L'emploi des pilules doit être continué plusieurs jours encore depuis que la rémission a paru ; seulement on en réduit progressivement la quantité. C'est ainsi, du reste, qu'on est obligé de se comporter dans le traitement rationnel des fièvres d'accès et généralement de toutes les affections périodiques. Le traitement de la goutte par les pilules de Lartigue se règle exactement d'après les mêmes principes. Si l'on en supprime l'administration dès que les symptômes sont passés, on a tout lieu de s'attendre à une rechute prochaine des attaques.

Quand la goutte est anomale et se loge sur les grandes cavités, il faut distinguer les cas où elle occupe la tête ou la poitrine des cas où elle occupe les voies gastriques. Lorsque les voies gastriques se trouvent intéressées, l'irritation de ces organes oblige à faire précéder l'administration des pilules de l'application de topiques émollients et de lavements de même nature. En outre, les pilules seront prises aux plus petites doses possible, en ayant soin, pour surcroît de précaution, d'éloigner l'administration des doses au moins de quatre heures. Les cas de cette espèce sont ceux qui exigent le plus de sagacité de la part des praticiens et où l'action de ce moyen se fait attendre le plus longtemps. Le traitement de la goutte anomale fixée sur la poitrine ne diffère pas essentiellement du traitement de la goutte régulière ; la seule différence, c'est que la goutte anomale de la tête ou de la poitrine réclame, toutes choses d'ailleurs égales, et de plus fortes doses et des doses plus rapprochées du médicament.

Outre le prompt soulagement des accès de goutte, l'emploi des pilules de Lartigue en retarde le retour, si même il ne le prévient pas entièrement. Nous connaissons des goutteux affligés anciennement deux fois par an d'attaques de cette maladie, et qui n'ont pas encore revu leurs attaques habituelles depuis qu'ils se sont astreints à prendre de ces pilules toutes les semaines. Ces malades parviendront-ils à se débarrasser à jamais de la goutte en persévérant dans le même traitement? en d'autres termes, les pilules de Lartigue neutralisent-elles le principe arthritique? C'est une question que le temps seul peut résoudre. En attendant, il est bon de constater qu'elles enlèvent les attaques au fort de leur action et qu'elles ajournent au moins le retour des crises.

Les pilules antiarthritiques opèrent sensiblement de deux manières : elles déterminent, sans coliques ni tranchées, des évacuations alvines bilieuses ou séreuses très-abondantes. Cet effet est ordinairement le premier. Il se déclare douze, quinze et quelquefois vingt et vingt-quatre heures après le commencement de leur usage; le nombre des pilules employées avance ou retarde en général ce premier effet; cependant il se prononce plus tôt ou plus tard par les mêmes doses du médicament, à raison de la susceptibilité des sujets. On rencontre même des malades chez lesquels le tube digestif n'est jamais troublé, à quelque dose que cet agent thérapeutique ait été élevé. Mais il importe de remarquer que si les évacuations alvines aident ou concourent le plus souvent à l'action curative des pilules, elles ne sont pas cependant une condition indispensable de cette action définitive. Il n'est pas rare d'obtenir leur effet curatif complet, quoique les sujets n'aient pas eu de garde-robes.

Un second effet des pilules antiarthritiques, c'est d'amener une sueur douce, copieuse. Rien ne soulage plus que l'écoulement de cette sueur; presque tous les malades en éprouvent le bienfait, mais il n'est jamais plus appréciable que chez ceux qui n'ont pas été purgés. Ce n'est pas que les autres en soient privés; il n'y a guère, à cet égard, que des différences de degré. Ce phénomène succède presque toujours aux garde-robes répétées. On l'observe ordinairement dans les premières vingt-quatre heures de l'administration des pilules. C'est aussi vers cette époque que le bon effet de ces pilules se prononce avec netteté, en sorte qu'il est permis de penser que si la sueur en question n'est pas l'unique agent de leur efficacité, elle en est au moins l'un des agents les plus directs.

(*L'Esculape*, 19 mars 1841.)

RHUMATISMES.

Quelques réflexions de M. le docteur Amédée Latour, et observations de M. Chaban, médecin à Reignac.

Les faits et les observations qui constatent les bons effets de l'administration des pilules de Lartigue dans les diverses formes de la goutte sont aujourd'hui en si grand nombre, qu'il est peu de résultats thérapeutiques mieux établis et qui possèdent des preuves plus solides et plus respectables. Rappeler les noms de MM. Double, Fuster, Foissac, Miquel, Révolat, Bourges, Marc, Robert, Beaumetz, etc., etc., qui ont publié à cet égard les faits les plus probants, c'est rappeler à la fois l'expérience la plus consommée et la probité la plus incontestable. C'est un fait désormais acquis à la pratique que les pilules de Lartigue, si elles ne guérissent pas la diathèse goutteuse, soulagent presque toujours le douloureux et si varié cortége de symptômes auxquels elle donne lieu. Il n'est pas de praticien qui les ait employées qui ne reconnaisse que c'est là un immense avantage et un bienfait véritable.

Ce ne sont pas de nouveaux faits que nous voulons ajouter à ceux précédemment publiés en faveur des pilules de Lartigue contre la goutte; nous voulons faire connaître les résultats favorables de ce médicament dans les affections rhumatismales, et c'est à notre correspondance médicale que sont empruntés les faits que nous allons publier, et que nous communique M. Chaban, médecin à Reignac :

Mme veuve Musseaud, d'un tempérament sanguin, d'une constitution nerveuse, âgée aujourd'hui de soixante-cinq ans, a eu dans le cours de sa vie de violentes attaques de rhumatisme, dont l'action se portait principalement aux articulations des membres inférieurs, et rendait à peu près impossible toute espèce de mouvement.

Des sangsues, des vésicatoires, des purgatifs répétés, des bains de vapeur, etc., etc., finissaient par triompher du mal; et dans l'intervalle des accès, intervalle qui durait rarement plus d'une année, Mme veuve Musseaud reprenait ses habitudes ordinaires, oubliant presque alors les cruelles douleurs qu'elle avait éprouvées. Sa santé générale était d'ailleurs excellente et ses fonctions digestives parfaites.

Tout à coup, au mois d'octobre 1845, après une averse qui l'avait surprise loin de chez elle, et avait traversé ses vêtements de part en part, la laissant exposée à un froid humide pendant une heure environ, Mme veuve Musseaud est prise de douleurs vives dans les genoux et dans les articulations des pieds, accompagnées d'une fièvre violente.

Une saignée, des tisanes diaphorétiques, deux purgations à un jour de distance, font tomber la fièvre; mais les douleurs persistent, et les genoux prennent peu à peu un développement considérable. En vain le médecin appelé épuisa-t-il tous les moyens que la médecine mettait à sa disposition : purgations, liniments de toutes sortes, bains de Baréges, bains de vapeur, préparations de colchique, il ne peut que lui procurer un léger soulagement. Mme veuve Musseaud restait à peu près percluse de ses membres inférieurs; et après six mois de traitement, c'est à peine si elle pouvait se lever et faire quelques pas dans sa chambre avec des béquilles.

Depuis trois ans, elle était dans cet état, les genoux, les jambes et les pieds extrêmement enflés, ayant des douleurs continuelles aux articulations, et placée dans l'impossibilité presque absolue de marcher, lorsque je fus appelé pour lui donner des soins.

Comme les moyens les plus rationnels employés par mon honorable confrère n'avaient produit aucun résultat avantageux bien sensible, je crus l'occasion favorable d'essayer l'effet des pilules de Lartigue.

Je fis prendre à la malade, suivant les conseils de M. Lartigue, six pilules dans les premières vingt-quatre heures, et quatre pilules le jour suivant (j'en donnai deux de six en six heures le premier jour, et le lendemain deux le matin et le soir). Aucun effet sensible ne suivit d'abord l'emploi de ces pilules; les douleurs seulement parurent un peu moins vives à la malade; mais trente-six heures après l'administration des premières doses du médicament, Mme veuve Musseaud eut une garde-robe qui fut suivie de cinq autres, dans un laps de temps assez court; et à mesure que les évacuations se succédaient, les douleurs allaient s'amoindrissant, et les mouvements des articulations des genoux et des pieds, impossibles depuis trois ans, se rétablissaient; en sorte que le troisième jour la malade allait et venait dans sa chambre sans autre secours que celui d'une canne, sur laquelle elle s'appuyait légèrement.

Après un repos de vingt-quatre heures laissé à la malade, dans la crainte d'irriter les intestins, qui cependant n'avaient nullement souffert de ces garde-robes répétées, je lui donnai chaque jour deux pilules (une le matin et l'autre le soir), et je lui en fis continuer ainsi l'usage pendant dix jours de suite.

Durant ce traitement, qui n'eut d'autre résultat apparent qu'une selle liquide chaque jour et une diurèse assez abondante, le mieux alla toujours augmentant, les douleurs cessèrent complétement. L'engorgement des articulations disparut; la malade reprit ses habitudes anciennes, c'est-à-dire qu'elle laissa de côté et béquilles et bâton, et qu'elle marcha comme si elle n'avait jamais été malade.

Depuis cette époque, c'est-à-dire depuis le mois de septembre 1848, la santé de Mme veuve Musseaud s'est maintenue excellente, grâce à l'usage à peu près hebdomadaire de deux pilules de Lartigue.

Quelques mois après, je fus mandé auprès de la dame veuve Laval, ancienne bouchère, âgée de soixante-quatorze ans, qui, ayant appris le rétablissement de Mme veuve Musseaud, désirait que je lui donnasse des soins.

Cette dame, qui avait toujours joui d'une excellente santé, avait été, sans cause connue, prise tout à coup, six mois auparavant, de douleurs atroces dans les deux pieds, avec gonflement des articulations. Mais comme elle n'avait, disait-elle, aucune confiance dans les médecins, elle n'avait appelé personne, et s'était bornée, pour toute médication, à prendre trois fois par semaine deux cuillerées du purgatif de Le Roy, dont une de ses nièces avait le dépôt.

Malgré ces purgations répétées, Mme Laval souffrait toujours, et les douleurs, et l'enflure, bornées dans le principe aux deux pieds, s'étaient étendues aux jambes, que je trouvai fortement œdématiées et d'une extrême sensibilité au moindre contact. Mme Laval ne pouvait d'ailleurs faire un pas sans être soutenue par sa domestique et appuyée sur deux béquilles. Malgré cela, absence complète de fièvre, appétit seulement un peu diminué.

Je lui prescrivis aussitôt les pilules de Lartigue, à prendre deux le soir même, deux le lendemain matin et deux le lendemain au soir; purgation très-faible, mais abondante diurèse dans la nuit, sans autre résultat; douleurs et enflure toujours les mêmes. Après vingt-quatre heures de repos, j'ordonnai deux nouvelles pilules le soir et deux le lendemain matin, et je fis continuer ainsi pendant six jours.

Dès le quatrième jour de ce traitement, Mme Laval remuait sans douleur ses deux pieds et pouvait même les appuyer; et le sixième jour, elle marchait presque sans peine dans l'intérieur de la maison. Je diminuai alors la dose des pilules, et ne lui en fis prendre qu'une le matin et une le soir. Le mieux alla toujours se soutenant; et à peine quinze jours s'étaient-ils écoulés depuis que j'avais été appelé auprès de la malade, que je la rencontrai seule allant à la messe, appuyée à peine sur un léger bâton; elle était à la distance de plus d'un kilomètre de chez elle.

Depuis, elle marche sans aucun aide et sans ressentir la moindre douleur; mais pour conserver sa santé, dit-elle, elle prend régulièrement deux fois par semaine une cuillerée du remède de Le Roy, et de temps en temps quelques pilules de Lartigue. Mme Laval touche à ses quatre-vingts ans.

J'ai choisi ces deux anciennes observations parmi un grand nombre que j'ai recueillies, pour montrer que l'amélioration produite par les pilules de Lartigue se soutient, et que la santé de ceux qui font usage de ce remède n'en est nullement altérée.

Permettez-moi, monsieur le rédacteur, d'en ajouter trois autres tout à fait récentes, et qui ont, avec celles qui précèdent, beaucoup de ressemblance; car, comme elles, elles se rattachent à des affections toutes rhumatismales.

M. D***, âgé de quarante-huit ans, d'une constitution nerveuse, sujet à de violentes migraines, dont les retours ont toujours été fréquents, a, dès l'âge de dix-huit ans, après des imprudences réitérées à la chasse au marais, été pris de vives douleurs rhumatismales dans l'articulation coxo-fémorale droite, sans fièvre, mais avec forte claudication. Des bains de rivière, quelques légères purgations, firent disparaître ces accidents; et pendant huit ans M. D*** ne ressentit aucun effet de cette première attaque.

Mais au printemps de 1832, convalescent d'une légère attaque de choléra, les douleurs reparurent avec une intensité extrême dans la même articulation, et elles ne cédèrent qu'à l'usage des bains de mer pris à Royan, à l'embouchure de la Gironde.

Depuis, et à des intervalles plus ou moins rapprochés, M. D*** est sujet à de fréquents retours de cette affection rhumatismale, dont l'action se porte principalement à l'articulation du genou droit, où elle occasionne un gonflement considérable.

Impossible d'énumérer ici tous les moyens que M. D*** a successivement employés : cinq étés de suite le malade est allé aux eaux des Pyrénées; pendant huit ans il a fait usage des bains de mer; il a suivi un traitement hydrothérapique, et malgré cela, à chaque instant, il est en proie à de cruelles attaques de rhumatisme.

Il y a deux mois, après un léger refroidissement, M. D*** est encore pris, au milieu de la nuit, d'une atroce douleur à l'épaule gauche, avec difficulté de remuer le bras. La douleur persistant, je suis appelé.

Le malade est au lit avec une forte fièvre; les frictions sèches, les liniments rubéfiants et opiacés, un bain de vapeur, un purgatif avec de l'eau de Sedlitz, n'ont produit aucun effet; il souffre horriblement, non-seulement en essayant de mouvoir le bras, ce qui, d'ailleurs, est tout à fait impossible, mais même à la volonté seule de faire faire à ce membre le plus léger mouvement.

Je prescrivis vingt sangsues : point de soulagement; j'appliquai un vésicatoire : rien absolument; je mis alors le malade à l'usage des pilules de Lartigue qu'il connaissait de réputation, mais qu'il n'osait employer à cause d'une sensibilité intestinale habituelle.

Quatre pilules, prises dans les premières vingt-quatre heures, produisent, à la suite de deux garde-robes, un peu de soulagement, et donnent au malade la possibilité de changer la main gauche de place; plus de fièvre. Comme cette dose n'a pas fatigué les intestins, elle est continuée le lendemain; nouvelles garde-robes liquides; nouvelle et notable amélioration; le malade se lève, s'habille et passe sa robe de chambre; une pilule le matin et une le soir sont données encore pendant deux jours, et la guérison de cette attaque est complète.

Pierre Signoret, laboureur, âgé de soixante-cinq ans, a eu, il y a sept ans, des douleurs rhumatismales dans la main gauche, avec gonflement; pendant cinq ans, il a continué à souffrir malgré l'emploi d'une foule de moyens empiriques; des bains de sable, pris à Royan, paraissent seuls l'avoir rétabli.

Depuis deux mois, cet homme est en proie à de violentes douleurs dans l'articulation coxo-fémorale gauche, s'irradiant jusqu'à l'extrémité du pied; impossibilité absolue de marcher. Sangsues, vésicatoires, fumigations, liniments, bains de vapeur, n'ont produit aucun effet. Douze pilules de Lartigue le rétablissent complétement.

Marguerite Renaud, âgée de soixante-trois ans, n'a jamais eu que des douleurs vagues. Depuis un mois, à la suite de fatigues dans les champs, où elle reste exposée à l'humidité d'un épais brouillard pendant tout un jour, elle éprouve dans le genou gauche, avec enflure de l'articulation et impossibilité de se mouvoir, d'atroces douleurs rhumatismales. Cette femme n'a rien fait pour se soulager : elle s'est contentée de souffrir. Appelé auprès d'elle par un des membres de sa famille, je la mets immédiatement à l'usage des pilules de Lartigue ; je lui en fais prendre six dans les premières vingt-quatre heures ; je la laisse reposer un jour, et je lui en donne ensuite, pendant deux jours, deux le matin et deux le soir. A la fin du quatrième jour, cette femme, déjà beaucoup mieux depuis plus de quarante-huit heures, se trouve complétement rétablie, et fait pour le lendemain le projet de reprendre dans les champs ses occupations habituelles... Ce projet, elle a pu l'effectuer parfaitement et n'a pas souffert depuis.

Ces faits, auxquels j'aurais pu en ajouter beaucoup d'autres, me paraissent prouver d'une manière évidente, sinon l'action spécifique des pilules de Lartigue, du moins les avantages incontestables de ce médicament dans les affections rhumatismales, soit aiguës, soit chroniques, tout aussi bien que dans les affections goutteuses.

(*Union médicale*, 26 décembre 1854.)

Observations recueillies et publiées par le docteur Crouigneau.

Un soldat du 45e de ligne, âgé de vingt-sept ans, fut pris d'un rhumatisme très-aigu, qui porta successivement son action sur l'articulation coxo-fémorale droite et sur le genou du même côté. Des émissions sanguines générales et locales, les émollients de toute espèce, enfin le traitement antiphlogistique le plus complet, furent opposés à sa maladie.

Les symptômes s'amoindrirent, mais persistèrent ; en vain eut-on recours aux embrocations adoucissantes ou calmantes, aux purgatifs répétés, aux liniments résolutifs ; le mal resta stationnaire, et, au bout de trois mois, voici quel était l'état du malade : sa jambe est fléchie sur la cuisse, dont les muscles sont rétractés ; la douleur est légère au genou et à la hanche dans le repos, mais elle devient intolérable au moindre mouvement d'extension ; l'articulation coxo-fémorale paraît complétement percluse ; l'articulation tibio-tarsienne n'a que des mouvements très-bornés. Le malade ne peut se lever sans béquilles ; il marche avec le membre sain, et n'appuie aucunement sur celui qui est malade, soit qu'il ne puisse l'étendre, soit que les douleurs deviennent intolérables. C'est dans cet état que nous avons administré les pilules de Lartigue; elles ont été successivement employées, d'abord au nombre de six par jour, puis de quatre, puis de deux, et continuées pendant vingt-deux ou vingt-trois jours, en mettant un jour ou deux quelquefois d'intervalle, suivant l'intensité de l'action laxative des pilules. Toujours est-il que, le dixième jour de leur emploi, le malade, soutenu de deux béquilles, pouvait déjà allonger la jambe et appuyer légèrement le pied sur le sol; le dix-huitième jour, le malade parcourait un assez long trajet sans béquilles, et le vingt et unième jour il pouvait descendre au jardin sans appui et s'y promener. Ce fait peut être attesté par tous les médecins de l'hôpital de la Rochelle. C'est bien à l'action spéciale des pilules, et non à leur effet purgatif, que la guérison est due; car avant l'emploi de ce remède, nous avons administré largement les purgatifs sans nul effet.

Voici un cas de rhumatisme musculaire et articulaire aigu guéri en quatre jours, sans autre traitement que les pilules de Lartigue.

Un autre soldat du 45e de ligne, âgé de vingt-huit ans, est apporté, le 7 juin dernier, à l'hôpital militaire de la Rochelle. Depuis dix jours, cet homme, d'un tempérament pléthorique, a été pris de douleurs rhumatismales aiguës qui, de la région dorso-lombaire, ont bientôt gagné les deux cuisses, puis les deux membres thoraciques. Au moment de son entrée, les douleurs sévissaient d'une manière violente sur les articulations et les muscles des bras et des avant-bras; tuméfaction des deux membres supérieurs, sensibilité extrême au toucher, impossibilité du moindre mouvement; rougeur circonscrite au pourtour de chaque articulation, surtout à celles des coudes et des poignets; yeux rouges, teint animé, céphalalgie, soif vive, chaleur à la peau, pouls plein et fréquent, transpiration générale, abondante et presque continuelle, constipation opiniâtre depuis trois jours.

On fait à ce malade, au moment de son arrivée, une saignée de 300 grammes environ, qui n'amène aucune amélioration. Le lendemain, 8 juin, le malade est aussi souffrant; la nuit a été très-mauvaise. A dix heures du matin, nous commençons les pilules de Lartigue; nous en administrons deux. La même dose est répétée à quatre heures après midi et à dix heures du soir. Ce n'est que le lendemain matin que les garde-robes commencent; le malade en a huit en quelques heures, sans coliques. Les douleurs sont moindres; urines peu abondantes, mais moins épaisses. Une seule pilule vers midi. Dans la nuit suivante, encore six garde-robes sans douleurs. Le matin du quatrième jour, la diminution des douleurs et du gonflement sont des plus remarquables; il n'y a pas la moindre fièvre. Une pilule le soir. Le mouvement énergique porté sur l'intestin a, dès les premières vingt-quatre heures, fait disparaître la transpiration abondante qui depuis plusieurs jours baignait le malade. Nous avons observé chez lui une large éruption de *sudamina* sur le ventre, le devant de la poitrine, sur la face interne des membres supérieurs et inférieurs. Cette éruption a disparu au bout de deux jours. Cinquième jour, plus de douleurs, ni musculaires, ni articulaires ; plus de tuméfaction des membres ; quatre garde-robes dans les vingt-quatre heures ; encore une pilule le soir. Sixième jour, la roideur qui existait la veille a disparu, les mouvements sont libres ; cinq garde-robes. Septième jour, convalescence complète.

Ainsi voilà un cas de rhumatisme aigu guéri en quatre jours par un petit nombre de pilules de Lartigue, puisque le malade, qui en avait pris six le premier jour, n'en a pris ensuite qu'une seule par vingt-quatre heures jusqu'au septième jour, afin de soutenir l'effet du remède. Dans la convalescence, quelques douleurs s'étant renouvelées, il a suffi de quelques pilules pour les faire disparaître. C'est bien là une affection caractérisée, qui ne doit sa prompte guérison qu'au médicament dont il est question.

Je citerai encore un caporal du 45e, âgé de vingt-six ans, nommé Simon, entré le 18 juin à l'hôpital, avec une affection rhumatismale chronique fixée dans les articulations des vertèbres des lombes et de la masse commune du sacro-lombaire et du long dorsal depuis trois mois. Le malade ne peut se mouvoir, et un seul décubitus est possible, celui sur le côté droit; les autres déterminent des douleurs intolérables. Tous les traitements avaient été sans effet. Le 21 juin, nous donnons les pilules de Lartigue à la dose de six, comme dans l'observation précédente ; transpiration. Six ou sept garde-robes, sans coliques ; dans la matinée du lendemain, diminution des douleurs. Les pilules sont encore administrées, les 22 et 23 juin, à la dose de trois et de quatre, et continuent à maintenir la transpiration et à amener chaque jour quatre et cinq garde-robes. Les douleurs diminuent avec une telle rapidité, qu'elles avaient complétement disparu le 24 juin, et que le malade pouvait se lever. Nous avons néanmoins, par précaution, continué encore les pilules pendant une dizaine de jours, à la dose d'une toutes les vingt-quatre heures.

Parlerai-je d'un cas de rhumatisme chronique compliqué depuis huit ans d'une amaurose incomplète, jugée de nature rhumatismale, dans lequel les pilules de Lartigue ont été employées, en désespoir de cause, comme essai? C'était un soldat du 45e de ligne, âgé de trente-quatre ans, nommé Legomart, entré le 25 mai à l'hôpital. Le résultat n'a pu être complet, on le pense bien ; cependant le remède a produit un effet qui doit être noté. En dix jours les douleurs articulaires générales ont cédé, et l'état des yeux a présenté une amélioration notable. La sensibilité excessive du globe oculaire qui existait a entièrement disparu. Nous dirons qu'ayant revu ce soldat cinq mois plus tard, il nous a appris que pour la première fois il avait passé l'automne sans douleurs, et qu'il y voyait assez bien pour se conduire. Est-ce à l'action des pilules qu'il a dû ces avantages?

Nous n'avons donné ici que l'analyse de quelques-unes des nombreuses observations que nous avons recueillies avec les plus grands détails à l'hôpital militaire de la Rochelle. Nous pouvons ajouter, comme corollaire à ce qui précède, quelques faits généraux qui résultent des expériences que nous avons faites. Ainsi, selon nous, l'action thérapeutique des pilules de Lartigue n'est point nécessairement soumise à leur action apparente : l'augmentation des selles, des urines, des sueurs, est loin d'être aussi constante qu'on l'a établi.

L'action de ces pilules sur les voies urinaires est aussi fort incertaine; quelquefois elles augmentent la sécrétion urinaire sans rien changer à la nature des urines; dans d'autres circonstances, cette sécrétion cesse peu à peu ou presque tout à coup d'être sédimenteuse; dans d'autres enfin, les pilules ne déterminent aucune modification ni dans la quantité ni dans la qualité des urines. Leur action diaphorétique est également fort irrégulière dans ses effets : nous avons vu la transpiration tantôt inonder le corps, tantôt se borner à une légère moiteur, tantôt enfin n'être pas sensiblement provoquée. L'action des pilules sur le tube digestif est aussi fort irrégulière; mais elle est moins inconstante. Généralement leurs bons effets sur les affections rhumatismales semblent être en proportion des effets purgatifs obtenus. Néanmoins nous avons eu occasion de traiter plusieurs malades chez lesquels les pilules n'ont eu aucune action apparente ni sur la peau, ni sur les voies urinaires, ni sur le tube digestif, et chez qui cependant les douleurs ont disparu avec assez de rapidité.

CROUIGNEAU (de Fronsac),
Chirurgien militaire à l'hôpital de la Rochelle.

Fait publié par M. le docteur Lartigue-Delacour.

Une dame, âgée de quarante-huit ans, d'une très-belle et très-forte constitution, directrice d'une vaste entreprise de blanchisserie, était, déjà depuis quelques années, atteinte de douleurs rhumatismales qu'elle attribuait, avec raison, à l'humidité des lieux qu'elle habitait, lorsque apparurent des accès de goutte qui ne tardèrent pas à revêtir la forme chronique. Les règles, déjà fort irrégulières depuis quelque temps, se supprimèrent tout à fait, et en même temps survinrent, du côté de la vessie, de fâcheuses complications de gravelle, et, par intervalles, d'affreuses coliques néphrétiques. Pendant près de deux ans, la malade fut soumise à un double traitement, dirigé contre l'affection goutteuse et la gravelle. Elle se rendit à Vichy, mais l'amélioration qui résulta de ce voyage ne fut que passagère ; son état empira, des concrétions tophacées se formèrent autour des articulations. Lorsque je fus appelé en consultation auprès de cette malade, son état était vraiment déplorable. Sa santé générale était superbe, mais elle voyait avec douleur chaque jour restreindre le nombre des mouvements qu'elle pouvait exécuter. Les vertèbres du cou étaient soudées entre elles, de manière à rendre impossibles les mouvements latéraux de la tête ; les deux articulations du coude et celle du genou gauche étaient ankylosées, de sorte que la malade ne remuait plus les avant-bras, et que la marche était devenue impossible. Elles passait ses journées dans un fauteuil à roulettes, tandis que, la nuit, on lui façonnait, à l'aide de coussins, un lit bizarre, que l'on accommodait, autant que possible, aux formes singulières que prenait son corps. Les doigts des mains et des pieds allaient se déformant aussi chaque jour. Les douleurs étaient presque incessantes, surtout aux changements de temps, et s'augmentaient encore de toute la souffrance morale qu'éprouvait cette pauvre dame, qui voyait approcher le jour où la maladie ne lui laisserait plus l'usage d'aucun mouvement. Tout en maintenant le traitement qui lui avait été indiqué pour combattre la gravelle, je prescrivis l'usage des pilules de Lartigue. Le cas me parut grave; je n'osai promettre qu'une amélioration plus ou moins prononcée, et qu'on ne devait espérer, dans tous les cas, qu'après un long usage des pilules. Quatre mois s'écoulèrent sans que j'entendisse parler de cette malade, qui m'avait promis de me faire appeler dès qu'un changement serait survenu dans son état, et je l'avais presque oubliée, lorsqu'au mois de novembre, j'appris que pendant mon absence elle s'était présentée chez moi. Je courus à son domicile, et je la trouvai dans un de ses ateliers, assise dans un fauteuil et surveillant ses ouvrières. Au bruit de mes pas, elle tourna la tête; en me reconnaissant, elle me tendit la main et se souleva sur son fauteuil. Je la pressai de questions, et j'appris que, depuis quatre mois, grâce à l'emploi des pilules, chaque jour avait été pour elle un pas vers la guérison. Les concrétions qui s'étaient formées autour des vertèbres du cou et des articulations du coude et du genou étaient à peu près totalement disparues ; les mouvements, quoique encore durs et bornés, étaient possibles, et devenaient de plus en plus faciles; les douleurs étaient complétement dissipées; le sommeil était parfait ; l'estomac n'avait jamais été troublé, malgré le grand nombre des pilules que la malade avait prises; la santé générale était excellente : enfin l'espérance était revenue au cœur de cette pauvre dame. — Je l'engageai à continuer ; ce qu'elle fit jusqu'au mois de janvier. A cette époque, son état était si satisfaisant qu'elle put suspendre l'emploi continu des pilules, auxquelles elle n'a plus recours, depuis lors, que pour dissiper les douleurs et le gonflement qui apparaissent de temps en temps au niveau des articulations autrefois si malades.

Faits remarquables consignés par le docteur Miquel.

Nous avons cru utile, il y a quelques années, de porter à la connaissance des médecins les vertus incontestables que possèdent les pilules de Lartigue contre la goutte. Nous avons fait taire à cette époque, comme nous le faisons aujourd'hui, une susceptibilité bien légitime. La formule de cet excellent remède n'a point été publiée. Nous pourrions donc nous taire sur les services qu'il rend tous les jours aux médecins de Paris et de province. Mais le devons-nous? Soulager et guérir, n'est-ce pas ce que veut avant tout le praticien? Or, les pilules de Lartigue sont un des médicaments les plus sûrs dans leurs effets; il n'est pas de notabilité médicale qui ne les ordonne, et les nombreuses lettres que depuis cinq ans nous avons reçues à cet égard de nos confrères, et que nous n'avons pas publiées, attestent que dans les départements les pilules de Lartigue sont jugées comme à Paris.

Qu'on ne s'étonne pas de nos louanges. Nous sommes sous l'impression d'un résultat inespéré et des plus heureux obtenu par le remède en question. Un de nos proches, un autre nous-même, languissait depuis trois ans sous le coup d'une affection qui avait subi les transformations les plus extraordinaires. Dans le début, et pendant dix mois, ce fut une toux sèche incessante, avec oppression, émaciation, perte de forces ; malgré la constitution forte du malade, on craignait un travail de tuberculisation au sommet du poumon droit. L'usage des eaux de Cauterets triompha de tous ces symptômes. Après trois mois de bonne santé, de nouveaux accidents se montrèrent, mais cette fois ce fut vers le cœur. Ils consistèrent en intermittences nombreuses se continuant, quelque chose qu'on fît, sans interruption pendant quatre mois et tenant le malade une partie de la journée dans un état d'angoisse souvent voisin de la lipothymie. Il serait difficile de dire tout ce qui a été fait pendant dix-huit mois qu'a duré cet état, surtout depuis dix mois où, à ce trouble de la circulation, s'étaient jointes des douleurs névralgiques atroces, occupant à la fois le trajet de la carotide gauche, le plexus brachial de ce côté, et s'irradiant jusqu'à l'extrémité des deux derniers doigts. Ces douleurs régnaient aussi, mais à un plus faible degré, à la partie postérieure du cou et le long de la colonne vertébrale jusqu'à la septième vertèbre dorsale et aux parois gauches de la poitrine. L'existence était pour le pauvre patient un long martyre. Cette affection sans nom a mis en défaut la haute expérience de nos confrères les plus justement renommés. Toutes leurs prescriptions ont été sans le moindre effet ni sur les intermittences ni sur la douleur ; et certes elles ont été suivies courageusement et fidèlement. Saignées, sangsues, ventouses, cautères sur la région du cœur, sulfate de quinine, purgatifs, antispasmodiques de toutes sortes, voyages, le malade a tout usé en vain, et il n'espérait plus que du temps quelque amélioration dans son état. C'est dans ces circonstances qu'il y a un mois, sur l'avis de M. Lisfranc, et d'après le conseil de M. Martin-Solon, qui déjà plusieurs fois sur lui-même avait coupé court à un accès de goutte aiguë par quelques pilules de Lartigue, notre malade consentit à essayer encore de ce remède. Il prit deux pilules le soir en se couchant, et deux autres le matin à jeun, et continua ainsi. Ces pilules ne le purgèrent pas ; elles rendirent seulement le ventre libre, ce qui n'existait pas (une selle en vingt-quatre heures), et amenèrent les trois premières nuits une transpiration visqueuse abondante. Les douleurs de la carotide et du cou, qui depuis dix mois n'avaient pas cessé un seul jour, et qui ne pouvaient être calmées, quand elles étaient trop fortes, que par l'emploi endermique de deux centigrammes d'hydrochlorate de morphine, ces douleurs si terribles et si tenaces ont complétement disparu le quatrième jour de l'emploi des pilules de Lartigue, et le malade, depuis un mois, n'en a pas eu la moindre atteinte. Reviendront-elles? nous espérons que non. Les intermittences persistent encore, mais à un bien moindre degré; les pilules de Lartigue sont continuées toujours à la dose de trois ou quatre par jour, et il est à espérer qu'elles triompheront aussi de ce trouble circulatoire, qui a pour origine probable, d'après le résultat de cette dernière médication, une cause rhumatismale ou goutteuse.

M. Lisfranc a vu aussi des accidents très-graves et rebelles à tous les moyens disparaître en quelques jours par les pilules de Lartigue. Voici l'observation qu'il nous transmet :

M. Charnaud, directeur de la maison de santé du boulevard Mont-Parnasse, était, depuis plusieurs années, sujet à de violents accès de goutte, qui se renouvelaient deux ou trois fois par an. Le dernier de ces accès avait sévi il y a trois ans, non-seulement sur toutes les grandes articulations des membres thoraciques et abdominaux, mais encore sur les parois de la poitrine et de l'estomac. Tous les moyens ordinaires avaient échoué, et depuis dix jours la vie de M. Charnaud était en grand danger. Il fit usage des pilules de Lartigue; les douleurs, l'oppression, les palpitations et les accidents du côté de l'estomac et du diaphragme furent complétement dissipés au bout de quatre jours; ils ne reparurent pas; la convalescence marcha promptement : elle fut courte.

Trois ans se sont écoulés depuis l'heureux emploi du précieux médicament que nous venons d'indiquer, et la santé de M. Charnaud n'a pas cessé d'être parfaite.

AVIS ESSENTIEL.

Le dépôt général des pilules de Lartigue est établi à la pharmacie Pelletier-Duclou, rue Jacob, 45, à Paris. Ces pilules ne se délivrent que par ordonnance de médecin.

TYPOGRAPHIE HENNUYER, RUE DU BOULEVARD, 7. BATIGNOLLES.
Boulevard extérieur de Paris.

www.ingramcontent.com/pod-product-compliance
Ingram Content Group UK Ltd.
Pitfield, Milton Keynes, MK11 3LW, UK
UKHW020947220726
13924UKWH00002B/551